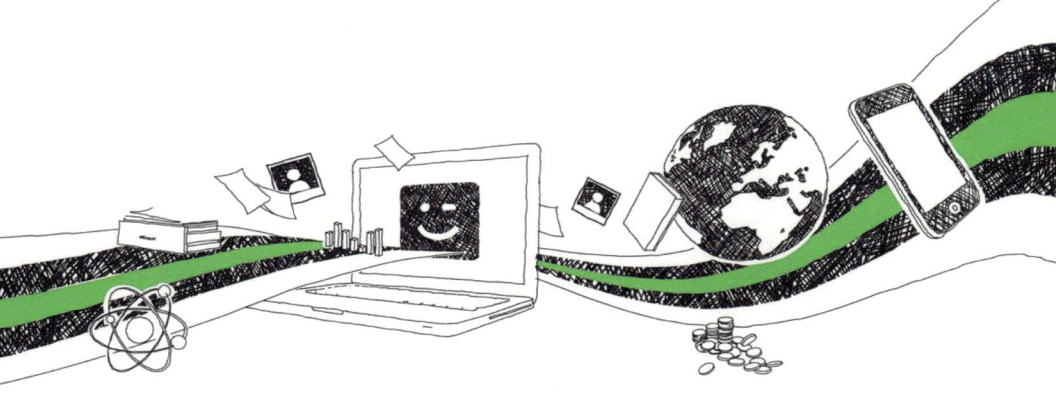
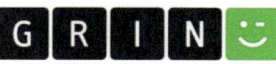

Katrin Fischer

Das CMOP - ein ergotherapeutisches Modell und seine Anwendung in der Heilerziehungspflege

GRIN Verlag

Bibliografische Information der Deutschen Nationalbibliothek:

Die Deutsche Bibliothek verzeichnet diese Publikation in der Deutschen National-
bibliografie; detaillierte bibliografische Daten sind im Internet über http://dnb.d-
nb.de/ abrufbar.

Impressum:

Copyright © 2009 GRIN Verlag GmbH
Druck und Bindung: Books on Demand GmbH, Norderstedt Germany
ISBN: 978-3-656-03598-5

Dieses Buch bei GRIN:

http://www.grin.com/de/e-book/180616/das-cmop-ein-ergotherapeutisches-modell-
und-seine-anwendung-in-der-heilerziehungspflege

GRIN - Your knowledge has value

Der GRIN Verlag publiziert seit 1998 wissenschaftliche Arbeiten von Studenten, Hochschullehrern und anderen Akademikern als eBook und gedrucktes Buch. Die Verlagswebsite www.grin.com ist die ideale Plattform zur Veröffentlichung von Hausarbeiten, Abschlussarbeiten, wissenschaftlichen Aufsätzen, Dissertationen und Fachbüchern.

Besuchen Sie uns im Internet:

http://www.grin.com/

http://www.facebook.com/grincom

http://www.twitter.com/grin_com

Inhaltsverzeichnis

Einleitung

In dieser Arbeit soll das Canadian Model of Occupational Performance[1] vorgestellt werden. Das in der Ergotherapie bekannte und angewandte Modell, soll in einem Bereich der heilerziehungspflegerischen Praxis, dem Betreuten Einzelwohnen, Anwendung finden.

Das Betreute Einzelwohnen bietet Menschen mit geistiger, körperlicher und/oder mehrfacher Behinderung, bei Vorliegen der entsprechenden Voraussetzungen und Anspruchsgrundlagen, die Möglichkeit im eigenen Wohnraum allein oder als Paar, bedarfsgerecht unterstützt leben zu können. Die rechtliche Grundlage bildet die Eingliederungshilfe nach SGB XII[2]. Anspruch auf Finanzierung dieser sozialpäda-gogischen Hilfe haben alle Erwachsenen, die zum Personenkreis §§ 53, 54 SGB XII gehören. Für diese Personen wird auf der Grundlage des individuellen Hilfebedarfs der Umfang an durchschnittlicher wöchentlicher Betreuungszeit durch die zuständige Stelle des Bezirksamts festgelegt. Die Fachlichkeit der Hilfe entspricht anerkannten Stan-dards und hat zum Ziel, Menschen mit vorwiegend chronischer Erkrankung Unter-stützung und Begleitung zu geben. Dadurch wird dem Klienten eine möglichst selbstständige Lebensform ermöglicht.

In dieser Arbeit soll am Beispiel einer Klientin des Betreuten Einzelwohnens untersucht werden, mit welchem Ergebnis, dass Canadian Model of Occupational Performance in diesem Bereich angewendet werden kann.

---

[1] Kanadisches Modell der Betätigungsperformance
[2] Sozialgesetzbuch

1 Das Canadian Model of Occupational Performance (CMOP)

1.1 Die Entstehungsgeschichte des Modells CMOP

In Deutschland gewinnt die Einbeziehung des Patienten in seine Rehabilitation zunehmend an Bedeutung (BGM[3], 2001). Um die optimale Reintegration des Klienten in sein soziales Umfeld zu ermöglichen, ergibt sich die Notwendigkeit den individuellen biopsychosozialen Kontext stärker zu berücksichtigen. In den letzten zwei bis drei Jahrzehnten wirken verschiedene gesellschaftliche und strukturelle Veränderungsprozesse zusammen. Aus diesem gegebenen Anlass, sollte die Erbringung von Dienstleistungen im Gesundheitswesen, kritisch überdacht und verändert werden. Wesentliche Gründe dafür sind die gestiegene Anzahl von Personen mit chronischen Erkrankungen, die durch verbesserte medizinische und diagnostische Versorgung ihre Krankheit und Verletzung überstehen. Die allgemein gestiegene Lebenserwartung, sorgt für mehr Senioren, die in der eigenen Wohnung leben wollen. Der verständliche Wunsch nach einer optimalen Lebensqualität, stellt erhöhte Anforderungen an die Ressourcen im Gesundheitswesen. Es besteht eine Verpflichtung der Dienstleistungserbringer gegenüber dem Kostenträger, die Effizienz ihrer Interventionen nachzuweisen. Dazu kommt die Forderung der chronisch kranken oder behinderten Menschen, nach Mitbestimmung und ganzheitlicher Betrachtungsweise. Der kanadische Verband der Ergotherapeuten (CAOT) setzte sich frühzeitig mit dem Zusammenspiel der genannten Faktoren auseinander und suchte nach Möglichkeiten, eine Form der Qualitätssicherung für den Beruf des Ergotherapeuten zu entwickeln (vgl. Marotzki 2002, S.104). Das kanadische Institut für Nationale Gesundheit und Soziales und der kanadische Ergotherapeutenverband (DNHW und CAOT) bildeten 1980 eine Arbeitsgruppe, um Leitlinien für die Qualitätssicherung der ergotherapeutischen Arbeit in Kanada aufzustellen. Neben der Erfüllung dieser Aufgabe durch die Arbeitsgruppe, wurde weitere konzeptionelle Arbeit geleistet, als deren Ergebnis „Das Model of Occupational Performance" entstand. Es kam zu drei Veröffentlichungen durch die Arbeitsgruppe. Diese sind in einem Band unter dem Titel „Occupational Therapy Guidelines for Client - centred Practice", CAOT 1991 (Ergotherapeutische Leitlinien für klienten – zentrierte Praxis) zusammengefasst (vgl. Law 1998, S.6).

---

[3] Bundesgesundheitsministerium

1.2 Die beiden Kernelemente des Praxismodells CMOP

Die **Klientenzentriertheit** ist das erste Kernelement des kanadischen Modells. Die neuesten kanadischen Leitlinien (CAOT 1997), benennen die Betätigung des Menschen als wichtigstes Ziel der Ergotherapie. Dazu gehören z.b. informieren, zuhören, unterstützen, beraten und anderes, mit dem Ziel den Klienten in die Lösung seines Problems weitestgehend mit einzubeziehen und somit in der Praxis der Ergotherapie klientenzentriert vorzugehen (vgl. Marotzki 2002, S.106). Die Beziehung zu den Klienten, die die ergotherapeutische Behandlung suchen, sollte sich partnerschaftlich und respektvoll gestalten. Damit die Bedürfnisse der Klienten, ihrer Angehörigen und Partner berücksichtigt werden können, muss der Ergotherapeut die Überzeugung in sich tragen, dass es dem Klienten grundsätzlich möglich ist, seine Probleme zu erkennen und er benennen kann, welche Lebensrollen und Betätigungen ihm wichtig sind. Darin lässt sich erkennen, dass Klientenzentriertheit mehr als ein Element des Modells ist, denn es beleuchtet den ethischen Standpunkt, den der Therapeut einnimmt (vgl. Marotzki 2002, S.107). Die **Betätigung** ist das zweite Kernelement des kanadischen Modells. Unter Betätigung werden in diesem Zusammenhang alle Aktivitäten verstanden, die Menschen in ihrem Leben ausführen. Die Betätigung strukturiert unsere Zeit und beinhaltet u.a. auch unsere Arbeit. In erster Linie gibt die Betätigung unserem Leben einen Sinn. Sie ist für jeden Menschen ganz individuell und gibt Auskunft über die jeweiligen Lebensrollen. Die Betätigung passt sich den entsprechenden Lebensabschnitten und Entwicklungsphasen an. So unterscheiden sich die Betätigungen von Kindern gegenüber denen älterer Menschen oder Jugendlichen (vgl. Marotzki 2002, S.108). Das kanadische Modell unterscheidet drei Bereiche der Betätigung:

Beispiele aus den drei Bereichen:

- **Selbstversorgung**: sich fortbewegen, essen, anziehen, duschen, Angelegenheiten des öffentlichen Lebens regeln
- **Produktivität**: Haushaltsführung, Erwerbstätigkeit oder unbezahlte Tätigkeit, kochen, Wäsche waschen
- **Freizeit**: Lesen von Büchern und Zeitungen, Musik hören, Hobbys (ruhige Freizeit) Sport, Reisen (aktive Freizeit) und soziale Aktivitäten: Partys, Freunde besuchen, telefonieren, Korrespondenzen u.s.w. (vgl. Marotzki 2002, S.108). Der Klient entscheidet selbst, welchem Bereich er die unterschiedlichen Betätigungen zuordnet.

Ist telefonieren eine Beschäftigung in der Freizeit oder arbeitet die ausführende Person vielleicht in einem Callcenter? Durch das CMOP wird dem Therapeuten ein Instrumentarium (Literatur, Erhebungsbögen) an die Hand gegeben, welches es ihm ermöglicht die Wünsche und Zielvorstellungen des Klienten herauszuarbeiten. *„ Das kanadische Modell geht davon aus, dass das Potential der Occupation darin besteht, zum Gefühl des Wohlbefindens beizutragen, eine Identität zu geben, Verbindungen mit anderen Menschen herzustellen, Zeit zu strukturieren und Vergangenheit, Gegenwart und Zukunft zu verbinden " (vgl. Marotzki 2002, S. 108)*

Abb. 1 zeigt das Canadian Model of Occupational Performance (Kanadisches Modell der Betätigungsperformanz)

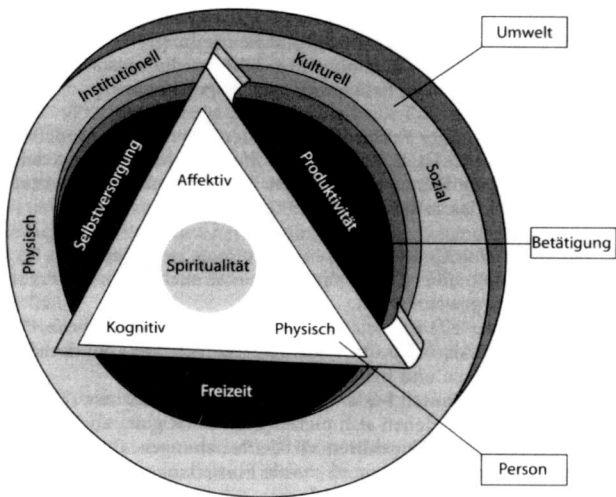

Abb. 1 Das Canadian Model of Occupational Performance. (Aus CAOT 1997)

In der Ergotherapie ist wesentlich die Berücksichtigung der drei Performanz – Komponenten (physisch, kognitiv und affektiv). Die Spiritualität, in einem viel weiteren Kontext als dem religiösen Sinn, bezeichnet den Wesenskern der Persönlichkeit. Die Spiritualität ist als jene Triebkraft des Menschen zu sehen, welche aus dem persönlichen Inneren die Impulse gibt, sich den Anforderungen des Lebensalltags zu stellen. In der jeweiligen Tätigkeit offenbaren sich die affektiven, psychischen und kognitiven Charakteristika.

1.3 Die Betätigungsperformanz (OP)

Der Mensch ist in der Lage, durch Betätigung auf seine Umwelt Einfluss zu nehmen. Das Betätigungsverhalten (Occupational Behaviour) bezeichnet die Gesamtheit aller Tätigkeiten, die der Mensch in einem bestimmten Lebensabschnitt ausführt. Darin sind Tätigkeiten eingeschlossen, die täglich oder sehr oft getan werden (Hände waschen), aber auch solche, die wesentlich seltener ausgeführt werden und doch von Bedeutung sind (in den Urlaub fahren) (vgl. George 2002, S. 23).

In der Betätigungsperformanz geht es um die Ausführung der Betätigungen. Hier handelt es sich um das Ergebnis der Wechselwirkung zwischen dem Klienten, seiner Umwelt und der Betätigung. Betätigungsperformanz wird definiert als „...*die Fähigkeit, sinnvolle, kulturell bedingte und altersentsprechende Betätigungen auszuwählen, zu organisieren* und zufrieden stellend auszuführen, *um sich selbst zu versorgen, Freude am Leben zu haben und zum sozialen und ökonomischen Gefüge einer Gemeinschaft beizutragen*" (vgl. Law et al, 1999, S. 157). In der therapeutischen Betrachtung, ist es wichtig zu verstehen und zu erkennen, welche der Performanzkomponenten für die Person hilfreich oder behindernd, in ihrem Alltag sind. Die Betätigungsperformanz unterliegt äußeren Faktoren, die sie unterstützen oder behindern. Die menschliche Betätigung wird durch physische, soziale, kulturelle und institutionelle Faktoren in der Umwelt beeinflusst. Die drei Bereiche Selbstversorgung, Produktivität und Freizeit bilden den Schwerpunkt der Betätigungsperformanz. Die Ausführung der Betätigungen ist Inhalt der ergotherapeutischen Behandlung. Der Klient selbst entscheidet, welche der Betätigungen für ihn wichtig sind bzw. welche von ihm, bedingt durch seine Lebensrolle, erwartet werden. Es obliegt seiner eigenen Einschätzung, ob er mit der Art und Weise der Ausführung seiner Betätigungen zufrieden ist (vgl. Marotzki, 2002, S. 110).

2 Das Messinstrument COPM

2.1 Der Aufbau des COPM

Das Canadian Occupational Performance Measure (COPM) ist das Messinstrument zum Praxismodell CMOP. Durch dieses Verfahren können über einen gewissen Zeitraum Veränderungen in der Eigenwahrnehmung des Klienten zu seiner Betätigungsperformanz erkannt werden. Im COPM gilt der klientenzentrierte Ansatz, da für die Bewertung die Fremdbeobachtungen nicht relevant sind. Die Bedeutung ruht darauf, wie der Klient selbst seine Betätigungsperformanz einschätzt und ob er diese als befriedigend empfindet. Durch das COPM können sich Klienten in den Ergotherapieprozess mit einbringen. Folgende Inhalte werden im COPM thematisiert:

- Die drei Bereiche Produktivität, Freizeit und Selbstversorgung werden diskutiert und eingeschätzt.

- Die Prioritäten in der ergotherapeutischen Behandlung werden durch den Klienten gesetzt.

- Die Anliegen der Klienten werden anhand des COPM nach Wichtigkeit eingestuft.

- Die Klienten stufen selbst ihre Performanz und ihre Zufriedenheit mit der Ausführung ein.

- Das Verfahren macht die Veränderungen in der Selbstbewertung der Betätigungsperformanz durch den Klienten, im Verlauf der ergotherapeutischen Behandlung sichtbar.

Das COPM ist für Klienten aller Altersstufen mit den vielfältigsten Fähigkeitsstörungen geeignet, da es sich beim COPM um ein generisches (diagnoseunabhängiges) Messinstrument handelt. Es ist klientenzentriert und richtet das Augenmerk ausdrücklich auf die Betätigungsperformanz und nicht auf die Performanzkomponenten wie z.B. Sensomotorik. Der Befund wird nach ergotherapeutischen Behandlungen, in angemessenem zeitlichem Abstand erneut erhoben. Der Zeitpunkt ist nicht vorgegeben. Das COPM kann wiederholt werden, sooft sich ein Bedarf zeigt, z.B. wenn erste Probleme gelöst worden sind und weitere sichtbar werden (vgl. Marotzki 2002, S.111).

2.2 Die Durchführung des COPM-Interviews

Das COPM-Interview-Verfahren ist halbstrukturiert[4], das erfordert eine besondere Achtsamkeit in der Gesprächsführung durch die Ergotherapeutin, um die gewünschten Informationen zu erhalten. Zu Beginn des Interviews beschreibt der Klient ihm wichtige Tätigkeiten, die er ausführt oder gern ausführen möchte, so dass der Therapeut erkennen kann, ob der Klient das zufriedenstellend kann oder eher nicht. Dies lässt sich beispielsweise durch ein Gespräch über seinen typischen Tagesverlauf herausfinden. Der COPM- Erhebungsbogen ist in die drei Bereiche Selbstversorgung, Produktivität und Freizeit eingeteilt. Die spezifischen Probleme, die im Verlauf des Interviews genannt werden, dokumentiert der Therapeut. Wenn die spezifischen Probleme benannt worden sind, stuft der Klient die Wichtigkeit jeder Betätigung ein. Die Einstufung der Wichtigkeit findet auf einer Zehn-Punkte-Skala statt. Wobei eins (unwichtig) und zehn (sehr wichtig) bedeutet. Neben den notierten Problemen werden die Bewertungen der Wichtigkeit eingetragen. Anschließend wählt der Klient bis zu fünf Probleme aus, die am dringendsten behandelt werden sollen. Die ausgesuchten Probleme werden in den Erhebungsbogen eingetragen und bilden die Grundlage für die Zielsetzung der Behandlung. Es sollten maximal fünf Probleme eingetragen werden, da es eher unwahrscheinlich ist, in der Behandlung mehr als fünf Ziele verfolgen zu können. Mit Hilfe der Zehn-Punkte-Skala soll der Klient anschließend selbst für jedes seiner Probleme, die Art und Qualität der Ausführung (derzeitige Performance) im jeweiligen Bereich einstufen. Die Einschätzung erfolgt mit der Frage „Wie gut können Sie zurzeit die Tätigkeit ausführen?" Die Antwortmöglichkeiten reichen von „eins" (überhaupt nicht) bis „zehn" (besonders gut). Danach kommt die Frage zur Zufriedenheit: „Wie zufrieden sind Sie damit, wie Sie zurzeit diese Tätigkeit ausführen können?" Auf der Zehnerskala stuft der Klient seine eigene Zufriedenheit ein: von „eins" (überhaupt nicht zufrieden) bis „zehn" (hoch zufrieden). Im Anschluss wird ein Gesamtwert für die Performanz und die Zufriedenheit gebildet, durch Errechnung der jeweiligen Mittelwerte. (Zufriedenheits,- und Performanzwerte addieren und durch die Zahl der Probleme dividieren) (vgl. Marotzki 2002, S.112). Um Problembereiche der Betätigungsperformanz zu identifizieren, zu benennen, zu evaluieren und ent-sprechende Prioritäten zu setzen, kann das COPM im Rahmen des Erstbefundes eingesetzt werden.

---

[4] Unter Verwendung eines Leitfadens

2.3 Der Prozess der Betätigungsperformanz

Der Therapieprozess im Rahmen der Betätigungsperformanz (Occupational Performance Process) verläuft in sieben Schritten, die als Leitlinien der ergotherapeutischen Behandlung fungieren.

1. Schritt: Im Interview sprechen der Therapeut und der Klient über die konkreten Alltagsbetätigungen des Klienten. Die Schwierigkeiten und die Wünsche nach einer Verbesserung, im Rahmen der Möglichkeiten des Klienten werden angeschaut. In einem Erhebungsbogen werden die Betätigungen erfasst und den Bereichen Selbstversorgung, Produktivität bzw. Freizeit zugeordnet.

2. Schritt: Es werden mögliche Behandlungsansätze (z.B. psychosozial oder neurologisch) bzw. theoretische Ansätze ausgewählt.

3. Schritt: An welchen Faktoren (psychisch, kognitiv, affektiv) oder welchen Umweltbedingungen, können mögliche Hindernisse an der Ausführung der Betätigung für den Klienten begründet sein.

4. Schritt: Die Ressourcen, Stärken und (verbliebenen) Möglichkeiten des Klienten werden herausgefunden.

5. Schritt: Die Behandlungsziele werden entsprechend nach den Vorplanungen gemeinsam festgelegt. Ein Aktionsplan wird ausgehandelt.

6. Schritt: Der Aktionsplan wird mit Hilfe von Betätigung umgesetzt.

7. Schritt: Die Ergebnisse werden evaluiert[5].

---

[5] bewerten

3 Der Praktische Teil: Frau K.s Einschätzung auf der Grundlage des CMOP

3.1 Die anamnestischen und biografischen Daten von Frau K.

Frau K. ist 45 Jahre alt und gehört zum Personenkreis von Menschen mit geistiger Behinderung. Durch Komplikationen während der Geburt, kam es bei Frau K. zu einem frühkindlichen Hirnschaden. Sie hat eine Zwillingsschwester und eine ältere Schwester, zu denen sie regelmäßig Kontakt unterhält. Einen großen Raum nimmt die Beziehung von Frau K. zu ihrer 80-jährigen Mutter ein. Frau K.s Mutter ist eine promovierte Ärztin, die stets hohe Ansprüche an ihre Tochter stellte. Frau K. besuchte eine Sonderschule und lernte lesen und schreiben sowie rechnen. Im Anschluss daran erfolgte eine Ausbildung zur Wäschereihilfskraft. Es gelang Frau K. bis zum Jahr 2005, in unterschiedlichen Wäschereien des freien Arbeitsmarktes tätig zu sein. Seit nunmehr fast vier Jahren arbeitet Frau K. gar nicht mehr. Eine Tätigkeit in einer Werkstatt für behinderte Menschen lehnte sie bis vor einem Jahr ab. Inzwischen entwickelte sie doch die Bereitschaft zu einer Beschäftigung in einer Werkstatt. Dem Antrag wurde vom Versicherungsträger zugestimmt, so dass Frau K. im Juni 2009 ihre Tätigkeit in der Werkstatt beginnen kann. In ihrer Freizeit spielt Frau K. Gitarre, sieht fernsehen und nimmt an Gruppenaktivitäten ihres betreuenden Trägers vom Rehabilitationszentrum teil. Sehr gern verbringt sie die Wochenenden im Haus ihrer Mutter, in ländlicher Umgebung, nahe Berlin. Dort unterstützt sie die Mutter bei der Pflege des Gartens und genießt die Natur. Besonders freut sie sich, dort auch manchmal ihre Schwestern und deren Kinder zu treffen.

Frau K. lebt seit 24 Jahren in einer eigenen Wohnung und wird darin durch das Betreute Einzelwohnen unterstützt. In der Regel ein-, zweimal pro Woche, erhält sie Hilfe bei der Führung ihres Haushalts und der Erledigung der Post. Die Betreuerin unterstützt Frau K. bei der Planung und Gestaltung ihres Alltags, im Haushalt und der Freizeit. Frau K. hat seit ihrer Kindheit epileptische Anfälle, die sich in Form von Absencen[6] zeigen. Vor ca. zwei Jahren litt Frau K. an einer Psychose.

Für das Betreute Einzelwohnen werden jährlich Zielsetzungen gemeinsam mit dem Kostenträger, dem Bezugsbetreuer und dem Klienten aufgestellt.

---

[6] Kurze Bewusstseinspausen

3.2 Die Situation von Frau K. aus der Sicht des CMOP

Frau K. erfuhr eine individuelle Förderung durch ihre engagierten Eltern, was ihr heute ein weitestgehend selbstständiges Leben ermöglicht. In ihrer **Kindheit** wuchs sie mit ihrer Zwillingsschwester und älteren Schwester in dem Bewusstsein auf, anders als diese zu sein. Die Diagnostik war Mitte der 60er Jahre noch nicht sehr weit fortge- schritten, so dass die ersten Jahre ohne eine gezielte Förderung vergingen. Zunächst blieb unklar, wo die Ursache für Frau K.s Defizite im Sprechen lag. Die Mutter nahm als Medizinerin, bei ihrer Tochter erhebliche Entwicklungsverzögerungen wahr. Im Alter von vier Jahren, begann sie nach einer logopädischen Behandlung zu sprechen. Der Sprachfluss ist bis heute durch Stottern manchmal etwas blockiert. Die Eltern versuchten ihr Kind zu fördern und suchten nach geeigneten Entfaltungsmöglichkeiten. Frau K. lernte Gitarre zu spielen und beschäftigte sich gern mit Laubsägearbeiten. Das Gitarre spielen, ist bis heute ihre wichtigste **Freizeitaktivität**. Einmal wöchentlich nimmt Frau K. am Schwimmen für Behinderte teil. Früher bestritt sie auch Wettkämpfe und fuhr dazu mit der Mannschaft in andere Städte, mitunter sogar ins Ausland. Sie bedauert aufgrund ihrer Epilepsie und ihres Lebensalters, diese Reisen nicht mehr mitmachen zu dürfen. Da sie dafür nach Ansicht der Trainer nicht mehr geeignet ist. Sie fährt jedes Jahr mit der Mutter in den Urlaub und nimmt an den Reisen des Betreuten Einzelwohnens teil. Die Betätigung im Garten der Mutter, bereitet ihr ebenfalls Freude. Diese Arbeit kennt sie seit ihrer Kindheit und stellt daher eine Kontinuität in ihrem Leben dar. Den Anforderungen der Mutter kann sie mitunter nur schwer gerecht werden, so dass Frau K. sich häufig sehr unter Druck setzt, um Lob und Anerkennung zu bekommen. Die Mutter von Frau K. wird aufgrund ihres Alters, zunehmend bedürftiger, so dass sie immer häufiger Hilfe von der Tochter annehmen muss. Diese Umkehrung der Rollen ist für Frau K. eine neue Erfahrung. Sie kann sich im Verhältnis zur Mutter auch mal als Stärkere wahrnehmen und gewinnt dadurch an Selbstbewusstsein. In ihrer **Lebensrolle** als Tochter und Schwester findet Frau K. Herausforderung und auch Bestätigung. Es gab mehrere Partnerschaften in Frau K.s Leben. Seit einigen Jahren lebt Frau K. als Single, könnte sich eine lockere Partner- schaft aber vorstellen. Den Tag verbringt Frau K. vorwiegend isoliert. Die Betreuung durch das Betreute Einzelwohnen erfolgt in der Regel ein - bis zweimal pro Woche für je 3 - 4 h. Die täglichen Telefonate mit der Mutter bieten Halt und Kommunikation. Frau K. konnte ihren Lebensunterhalt durch ihre **Arbeit** in der Wäscherei über einen sehr langen Zeitraum selber bestreiten. Darauf ist sie sehr stolz. Seit ca. 5 Jahren bezieht sie eine kleine Rente und ergänzend dazu Sozialhilfe. Die Tätigkeit in der Werkstatt, nimmt sie im Juni dieses Jahres auf, da ihr klar ist, dass sie auf dem „freien Arbeitsmarkt" keine Arbeit mehr bekommen wird. Frau K. ist sehr sparsam und teilt sich ihr Geld weitestgehend selbst ein. Zur **Selbstversorgung** ist zu sagen, dass sie ohne Probleme im Alltag für sich sorgen kann. Allerdings bedarf es öfter der Erinnerung und Anleitung bei der Wohnungsreinigung und der Körperpflege. Frau K. fällt es nach eigener Aussage häufig schwer, den „inneren Schweinehund zu überwinden." Die mangelnde Bewegung, führte in den letzten Jahren zu einer Gewichtszunahme, die die Klientin beunruhigt. Im Hinblick auf die **Spiritualität** bleibt zu sagen, dass dieser elementare Funke der Persönlichkeit wieder stärker angefacht werden sollte, um die Klientin in ihrer Teilhabe am gesellschaftlichen Leben unterstützen zu können.

3.3 Fallstudie Frau K. – Durchführung und Auswertung des COPM

Das Interview mit Frau K. dauerte ca. 25 min. Die von ihr genannten Probleme der Betätigungsperformanz wurden im Erhebungsbogen notiert. Die einzelnen 4. Schritte der Erhebung werden im Folgenden erläutert.

1. Schritt: Feststellen von Problemen der Betätigungsperformanz

2. Schritt: Einstufung der Wichtigkeit

3. Bewertung: Darauf folgt wie gewohnt die Planung und Durchführung der Behandlung und die Planung der Durchführung der therapeutischen Aktivitäten.

4. Erneute Erhebung: Nach der erneuten Erhebung werden mit dem Klienten gemeinsam noch vorhandene oder neue Probleme der Betätigungsperformanz identifiziert. Der COPM- Prozess kann sooft wie notwendig wiederholt werden. Wenn e keine neuen Probleme vom Klienten mehr benannt werden, kann die Behandlung zum Abschluss gebracht werden.

Die für Frau K. wichtigen Probleme und deren Auswertung, die sie mit Hilfe des COPM benennen konnte, finden sich nachfolgend in Tabelle 1 und 2. In den Wochen nach dem Interview legte die Bezugsbetreuerin viel Aufmerksamkeit auf Frau K.s Umgang mit von ihr selbst erkannten Problemfeldern. Frau K.s Motivation schien größer, da durch das Interview ihr Interesse an den zu bearbeitenden Themen verstärkt wurde. Nach einer vorher vereinbarten Zeit von ca. 2 Wochen, in der die Betreuerin sich verstärkt mit Frau K. ihren Problembereichen zuwandte, wurde die Erhebung wiederholt. *Die von Frau K. benannten Probleme der Betätigungsperformanz in den Bereichen Selbstversorgung, Produktivität und Freizeit.*

✓ **Selbstversorgung**

„Ich wechsele nicht regelmäßig meine Kleidung, da ich es vergesse."

„Meine Wohnung müsste häufiger gereinigt werden, das verschiebe ich immer."

✓ **Produktivität**

„Leider finde ich keine Arbeit auf dem freien Arbeitsmarkt."

„Ich koche nicht regelmäßig für mich, da ich es mir nicht zutraue."

✓ **Freizeit**

„Sehr gern würde ich mehr raus gehen, aber allein macht es keinen Spaß."

„Ich möchte mich mehr bewegen, habe oft keine Lust."

Tabelle 1 Erhebungswerte des CMOP von Frau K.

Problem	Performanz	Zufriedenheit
Saubere Kleidung	3	1
Wohnungsreinigung	2	1
Arbeit	1	1
Mahlzeiten kochen	2	2
wenig Kontakte/Isolation	1	2
Bewegungsmangel	1	1
Gesamtwert	10:6=1,6	8:6 =1,3

Tabelle 2 Wiederholungswerte des CMOP von Frau K.

Problem	Performanz	Zufriedenheit
Saubere Kleidung	5	4
Wohnungsreinigung	4	4
Arbeit	3	3
Mahlzeiten kochen	4	3
Wenig Kontakte/Isolation	3	2
Bewegungsmangel	3	2
Gesamtwert	22:6=3,6	18:6=3

12

4 Zusammenfassung

Der Einsatz des CMOP in der heilerziehungspflegerischen Praxis des Betreuten Einzelwohnens zeigte sich als interessanter und sinnvoller Versuch. Diese Methode bewirkt, dass sich der Klient mit seinen Bedürfnissen ernst genommen fühlt. Die Frage nach seinen Wünschen und Zielen, lässt ihn einen Teil der Verantwortung für seine Entwicklung übernehmen. Der Sozialpädagoge oder Heilerziehungspfleger im Betreuten Einzelwohnen, kann sein Angebot besser auf den Alltag des Einzelnen ausrichten und auch interessanter gestalten. Mit dem Einsatz des COPM in der Heilerziehungspflege, kann das Spektrum an Inhalten und Betreuungszielen breiter werden. Die Einbeziehung des Klienten in den Zielfindungsprozess ermöglicht eine bedarfsorientierte und sehr persönliche Betreuung. Das COPM ermöglicht dem Betreuer eine klientenzentrierte Grundhaltung in seiner Tätigkeit mit Menschen. Durch das CMOP werden Betätigungen, für die Person wichtige Komponenten bezüglich ihrer Umwelt, Arbeitsinhalten und Zielen, in Form einer Analyse erfasst. Der klienten-zentrierte Ansatz erfordert vom Therapeuten oder Betreuer eine höhere Flexibilität, da oft sehr individuelle Anliegen unter Einbeziehung des Klienten und seines sozialen Umfelds zu lösen sind. Insgesamt ermöglicht das kanadische Modell bessere Möglich-keiten zur Reflexion und Analyse der Arbeit mit dem Klienten. Der positive Effekt der aktiven Mitarbeit des Klienten, der sich durch höhere Motivation zeigt, erscheint als bedeutsamster Faktor.

Literaturverzeichnis

George, Sabine. *Praxishandbuch COPM.* Idstein: Schulz-Kirchner Verlag GmbH , 2002.

Law, Mary. *Canadian occupational performance measure.* CAOT Publikations ACE, Deutsche Ausgabe , 1998.

Marotzki, Ulrike. *Ergotherapeutische Modelle praktisch angewandt.* Berlin: Springer Verlag, 2002.